BEI GRIN MACHT SICH IHR WISSEN BEZAHLT

- Wir veröffentlichen Ihre Hausarbeit, Bachelor- und Masterarbeit

- Ihr eigenes eBook und Buch - weltweit in allen wichtigen Shops

- Verdienen Sie an jedem Verkauf

Jetzt bei www.GRIN.com hochladen und kostenlos publizieren

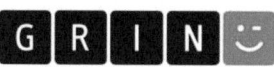

Der subjektive Sitz des Bewusstseins. Können wir unser Bewusstsein in unserem Gehirn oder Körper wahrnehmen?

Hellmut Hartmann
Alexander Eckert

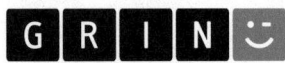

Bibliografische Information der Deutschen Nationalbibliothek:

Die Deutsche Nationalbibliothek verzeichnet diese Publikation in der Deutschen Nationalbibliografie; detaillierte bibliografische Daten sind im Internet über http://dnb.d-nb.de abrufbar.

ISBN: 9783346640703
Dieses Buch ist auch als E-Book erhältlich.

© GRIN Publishing GmbH
Nymphenburger Straße 86
80636 München

Druck und Bindung: Books on Demand GmbH, Norderstedt Germany
Gedruckt auf säurefreiem Papier aus verantwortungsvollen Quellen

Das vorliegende Werk wurde sorgfältig erarbeitet. Dennoch übernehmen Autoren und Verlag für die Richtigkeit von Angaben, Hinweisen, Links und Ratschlägen sowie eventuelle Druckfehler keine Haftung.

Das Buch bei GRIN: https://www.grin.com/document/1193087

Der Subjektive Sitz des Bewusstseins -
können wir unser Bewusstsein wahrnehmen und wenn ja wo?

Hellmut Hartmann (ehemals Landesklinik Bedburg-Hau) und Alexander Eckert (ehemals Landesklinik Brandenburg), unter Mitarbeit von Bret Cohen (ehemals Universität Magdeburg)

Inhalt

1. Einleitung:

Die Frage dieser Arbeit ist: Können wir an einem Ort oder mehreren Orten im Gehirn und/oder dem übrigen Körper unser Bewusstsein wahrnehmen? Dafür wird eine neue einfache Methode erprobt, die möglicherweise einen weiteren Zugang zur Frage nach dem Wesen des Bewusstseins eröffnet. Für die Untersuchung wurden 93 Probanden gebeten im Umriss eines Gehirn-Längsschnittes den Ort zu markieren wo sie "ihr Bewusstsein spüren". 54 Teilnehmer erhielten einen bogen mit rechtsgerichtetem Frontalhirn, auf 37 Bögen zeigte das Frontalhirn nach links. Nachdem 4 der ersten 73 Teilnehmer (Gruppe A) auch Orte außerhalb des Gehirns angegeben hatten und 3 Teilnehmerangaben Bewusstsein nur außerhalb des Gehirns zu wahrzunehmen, wurden den folgenden 20 Probanden (Gruppe B) zusätzlich zum Umriss des Gehirns ein Umriss des gesamten Körpers vorgelegt zum Kennzeichnen des Ortes oder der Orte ihres "gespürten Bewusstseins". Um eine von der Fragestellung unabhängige Tendenz zur Markierung einer besonderen Region auszuschließen wurde das mit weiteren 20 uninformierten Probanden überprüft über ein Einzeichnen von einfachen Figuren in andere Umrisse. In der Diskussion der Ergebnisse wird auch gefragt wie wahrscheinlich eine Korrespondenz zwischen neurophysiologischen und subjektiven Lokalisationen des Bewusstseins ist.

2. Beschreibung der Gruppen:

Die Probanden kamen aus dem jeweiligen Umfeld der Autoren: Familienmitglieder, Freunde, Kollegen, Bekannte und Klienten. Die Teilnehmer hatten ein breites Spektrum an unterschiedlichen Berufen, vom Schüler bis zum Rentner. Die Alters- und Geschlechts- verteilungen waren in den Gruppen A und B sehr ähnlich (Gruppe A nur Gehirnumriss, Gruppe B Gehirnumriss und zusätzlich Umriss einer ganzen Person von vorn und von der Seite - siehe Tab.1 und Tab.2).

Tab. 1: Alters-und Geschlechtsverteilung der **Gruppe A** (nur Gehirnumriss markiert)

Altersmittelwert	44
Standardabweichung Alter	16
Anzahl männlicher Teilnehmer	26 (36%)
Anzahl weiblicher Teilnehmer	47 (64%)

Tab. 2: Alters-und Geschlechtsverteilung der **Gruppe B** (Gehirnumriss und Ganzkörper markiert)

Altersmittelwert	44
Standardabweichung Alter	15
Anzahl männlicher Teilnehmer	8 (40%)
Anzahl weiblicher Teilnehmer	12 (60%)

3.1. Anleitung und Durchführung mit der Gruppe A:

Den Probanden wurden darüber informiert, dass die Untersuchung danach fragt, ob und an welchem Platz wir unser Bewusstsein spüren. Dann wurde ihnen der Umriss eines Gehirn-Längsschnittes vorgelegt, etwa 15cm breit und 9,5cm hoch, (siehe Abb.1). Es wurde ihnen gezeigt, wo der Stirnbereich und der Hinterkopf im Umriss zu finden sind und ein Marker-Stift gegeben. Die Teilnehmer wurden dann gebeten einige Sekunden ruhig zu sein und anschließend den Ort in zwei Schritten zu markieren, an dem sie glauben ihr Bewusstsein zu fühlen:

Erster Schritt: "Nehmen sie den schwarzen Marker-Stift und schraffieren sie den ungefähren Ort im Längsschnitt-Umriss des Gehirns wo Sie ihr Bewusstsein spüren. Sollten sie ihr Bewusstsein an einer anderen Stelle Ihres Körpers als im Gehirn spüren, lassen Sie bitte die Umrisszeichnung des Gehirns frei und machen bei Bedarf eine kurze Notiz"

Zweiter Schritt: "Umfahren Sie dann in einem zweiten Schritt den schraffierten Bereich mit dem Stift so, dass Sie die Bewusstseinsregion oder -regionen vom übrigen Gehirn abgrenzen." "Schreiben sie danach mit Bleistift auf die Rückseite des Blattes die Anfangsbuchstaben Ihres Vor- und Familiennamens, das heutige Datum, ihr Geburtsdatum, ihr Geschlecht (w/m) und ihren Beruf."

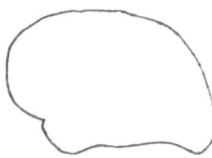 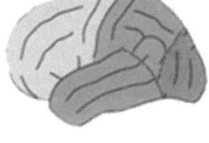

Abb. 1 Gehirnumriss (Frontalhirn links)   Abb. 2 Auswertungsschablone

3.2. Anleitung und Durchführung mit der Gruppe B:

Die Anleitung und Durchführung efolgte so wie in der Gruppe A mit einer Ausnahme: Den Probanden dieser Gruppe wurde ein weiteres Blatt mit den Umrissen einer ganzen Person gegeben (Vorder- und Seitenansicht 7cm hoch und 3cm oder 1cm breit; siehe Abb. 3), ebenfalls mit der Bitte den oder die Orte zu markieren an denen sie Bewusst- sein spüren. Das Blatt mit den Ganzkörperumrissen wurde vor oder nach dem Markieren der Gehirn- umriss-Zeichnung gegeben.

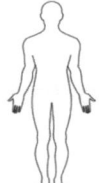 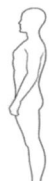

Abb. 3 Ganzkörperumrisse (Vorder-und Seitenansicht)

4. Auswertung:

Auf den Gehirnumriss-Blättern beider Gruppen (A und B) wurde mit Hilfe einer Schablone bestimmt in welcher Region bzw. Lobus des Gehirns sich der größte markierte Bereich des Probanden befindet (Flächen: frontal 50 cm^2 = 37%, parietal 30 cm^2 = 23%, temporal 34 cm^2 = 26%, occipital 19 cm^2 = 14% - siehe Abb. 2). Durch die unterschiedlich großen Flächen der Schablone für die einzelnen Lobi werden die Markierungs-Wahrscheinlichkeiten für diese Lobi beeinflusst. Deshalb wurden zur Auswertung der Markierungsorte diese Häufigkeiten auch auf gleichverteilte Flächen umgerechnet (Häufigkeit der Markierung eines Lobus in Prozent/Anteil Fläche dieses Lobus in Prozent = dimensionsloser Wert zur Verteilung der Markierungstendenzen - Abb. 5). Auf den zu- sätzlichen Blättern der Gruppe B mit den Ganzkörperumrissen wurde nach folgenden Kombinationen gesucht: "nur Gehirn markiert" oder "Gehirn und übriger Körper markiert" oder "nur Körper ohne Gehirn" markiert".

5. Ergebnisse:
96,8% aller 93 Teilnehmer markierten das Gehirn als Region, wo sie ihr Bewusstsein "spüren" oder wahrnehmen, entweder als alleinigem Ort oder in Kombination mit anderen Bereichen ihres Körpers. Die Angaben über die Häufigkeit von gefühltem Bewusstsein im Körper auch außerhalb des Gehirns unterschieden sich deutlich zwischen den Gruppen A und B. Wenn den Probanden zusätzlich (vor der Präsentation des Gehirnumrisses oder danach) die Umrisszeichnung einer vollständigen menschlichen Gestalt zum Markieren vorgelegt wurde nahmen die Angaben über die (zusätzliche) Wahrnehmung von Bewusstsein im übrigen Körper deutlich zu (von **9,6%** auf **50%**). Die Zuordnung von gefühltem/wahrgenommenen Bewusstsein zum Gehirn (als als alleinigem Ort oder mit einer zusätzlichen Lokalisation des Bewusstseins in einem anderen Bereich des Körpers) unterschieden sich kaum bei den Gruppen A und B (**ohne Ganzkörperumriss: 95,9%, mit: 100%**). Einen enger begrenzten Ort für das "gespürte Bewusstsein" innerhalb des Gehirns mit Hilfe der Ergebnisse anzugeben war aber nicht möglich. Es zeigte sich ein "buntes Bild" der eingezeichneten Orte, Formen und Ausdehnungen des wahrgenommenen und/oder "gespürten" Bewusstseins innerhalb des Gehirnumrisses. Doch wurde eine - möglicherweise zufällige - Tendenz zur Bevorzugung des Frontallappens deutlich. Diese Tendenz zeigte sich sowohl in der Gruppe A, wo nur der Gehirnumriss zum Markieren gegeben wurde, als auch bei den Teilnehmern der Gruppe B mit der zusätzlichen Vorlage des Ganzkörperschemas (siehe Tabelle 3). Zur Ausschaltung eines Flächen-Unterschieds-Effektes zwischen dem Frontallappen und den anderen Lobi wurde die Pozent-Verteilung auf gleiche Flächen-Anteile umgerechnet (siehe Abb. 5). Weiter wurde eine Tendenz zu Markierungen oberhalb der Mittellinie deutlich (siehe Abb. 6). Ein interessanter Befund ist dass 13 unauffällige Probanden aus der Gruppe A (18%) und 3 der Gruppe B (15%) mehr als einen Ort innerhalb des Gehirnumrisses einzeichneten an dem sie ihr Bewusstsein spüren oder wahrnehmen (siehe auch die Abbildung 4 und die Markierungen der Probanden 1, 17 und 51 in der Teil-Gruppe der sechzehn zufällig aus der Gruppe A ausgewählten Beispiele).

Abb. 4 zeigt 16 per Los ausgewählte Beispiele aus der Gruppe der 73 Teilnehmer, denen nur den Gehirn-Längsschnitt Umriss gegeben wurde (Richtung der Ansicht teilweise vertauscht)

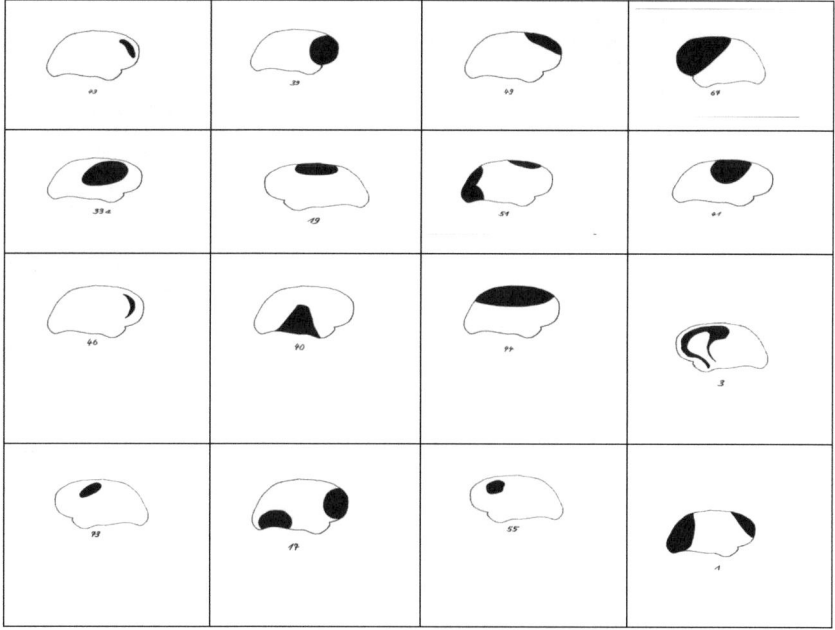

4

Tab. 3 Vergleich der Anteile überwiegender Markierungen in den Gehirnumrissen beider Gruppen

Überwiegende Markierungen beider Gruppen in Prozent					
	frontal	parietal	temporal	occipital	keine Markierung
Gr. A nur Gehirn-Umriss	70	14	4	7	6
Gr. B auch Ganz-Körper-umriss	75	15	5	5	0

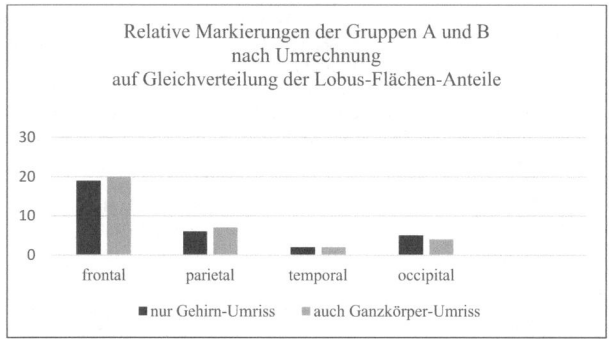

Abb. 5: Relative Markierungen der Gruppen A (dunkle Säulen) und B (helle Säulen) nach Umrechnung der Markierungshäufigkeiten auf gleichverteilte Lobusflächen

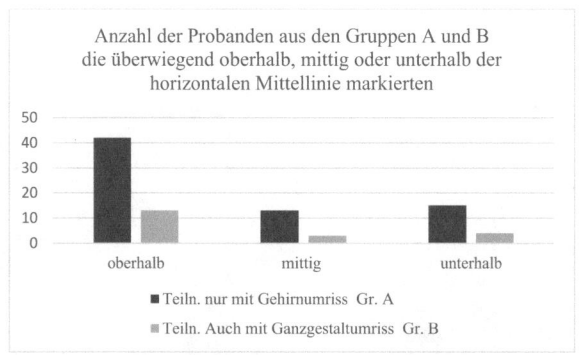

Abb. 6: Verteilung der Anzahl der Probanden der Gruppen A (dunkle Säulen) und B (helle Säulen) die überwiegend oberhalb, mittig oder unterhalb der horizontalen Mittellinie markierten

Tab. 4: Häufigkeit von Mehrfachmarkierungen in den Gruppen

	Gesamtgruppe 93	Gruppe A ohne zusätzlichen Ganzkörper-Umriss 73	Gruppe B mit zusätzlichem Ganzkörper-Umriss 20
nur 1 Markierung	74	57	17
Mehr als 1 Markierung	19 (26%)	16 (28%)	3 (18%)

5.1. Ausschluss möglicher Markierungstendenzen ohne Bezug zum Thema Bewusstsein:

Zu der beobachteten Tendenz die Region frontal oben zu markieren (auf den Vorlagen oben rechts oder oben links - je nach Richtung des Vorderhirns) wurde von Fink 2020 kritisch angemerkt, dass diese Tendenz auch aus anderen Quellen stammen könnte, als aus dem Gefühl/der Wahrnehmung, dass dort dass eigene Bewusstsein lokalisiert ist. Deshalb wurden 20 Probanden mit unterschiedichen sozialen Merkmalen ohne Hinweis auf das Thema "Bewusstsein" gebeten in andere Umrisse zügig jeweils ein kleines Kreuz (in die erste Reihe), einen kurzen Strich (in die zweite Reihe) und einen kleinen Kreis (in die dritte Reihe) zu zeichnen.

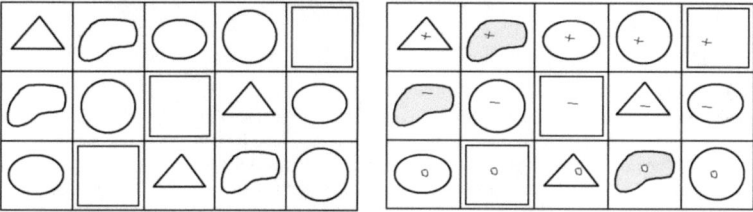

Abb. 7: Umrisse zur Prüfung von Richtungstendenzen beim Markieren: links: Vorlage zum Markieren; rechts: Beispiel für einen ausgefüllten Bogen (hirnähnliche Umrisse nachträglich grau eingefärbt - Original-Blatt in DIN A4)

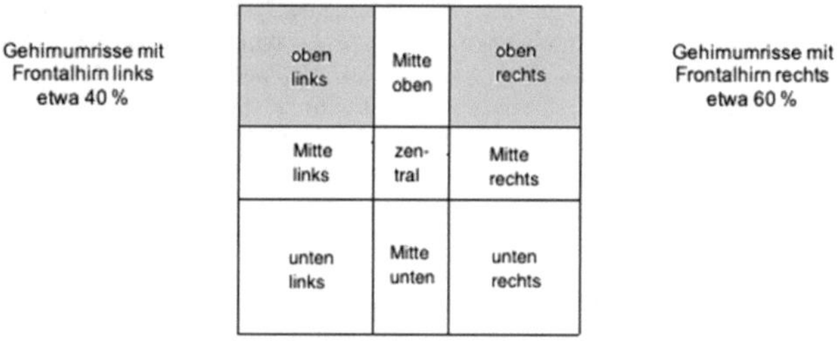

Gehimumrisse mit Frontalhirn links etwa 40 %	oben links	Mitte oben	oben rechts	Gehimumrisse mit Frontalhirn rechts etwa 60 %
	Mitte links	zen-tral	Mitte rechts	
	unten links	Mitte unten	unten rechts	

Abb. 8: Auswertungsschema für die Tendenz-Kontoll-Untersuchung

Die grauen Bereiche in dem oberen Schema entsprechen den Arealen der Hirnumriss-Areale für die gleichgreichtete Markierungstendenzen zu erwarten sind, falls die Tendenzen in den Hirnumriss-Arealen durch allgemeine Markierungs-Tendenzen verursacht würden (40 % links oben, 60% rechts oben). Die nachfolgenden Ergebnisse zeigen jedoch dass sowohl bei den geometrischen, als auch bei den hirnähnlichen Figur-Umrissen keine Häufung von Markierungen zu finden war, die der in Ursprungsuntersuchung beobachteten Tendenz entspochen hätte ("frontal oben" in den Hirn-Umrissen entspricht den Arealen "oben links" und "oben rechts"). Die deutliche Tendenz zu zentralen Markierungen kann wahrscheinlich mit Gestalt-Gesetzen - vor allem dem Gesetz der Symmetrie - erklärt werden und könnte auch auf die Ergebnisse der Ursprungs-Untersuchung einen nivellierenden Effekt ausgeübt haben.

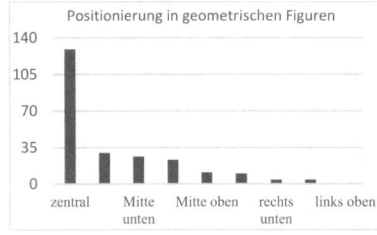 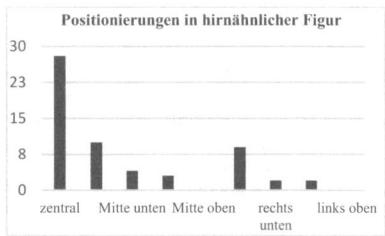

Abb. 9: Anzahl Positionierungen in Kontrollschema

6. Diskussion:

Eine methodische Frage ist, ob es sinnvoll war nach einem unscharfen Objekt wie "Bewusstsein" zu fragen ohne es näher zu definieren. Jedoch hätte eine umfangreiche Beschreibung wie sie etwa die Stanford Encyclopedia of Philosophy von 2014 gibt wahrscheinlich die gewünschte Spontaneität und Erlebnisqualität nicht möglich gemacht und die Suche nach der neuen Eigenschaft - gefühlte Lokalisierbarkeit - erschwert. An den Ergebnissen fällt der Kontrast auf zwischen der übereinstimmenden Zuordnung des Bewusstseins zum Gehirn (oder demKopf?) von 96,8% der Teilnehmer (bzw. ihrer Akzeptanz der Vorgabe eines Gehirnumrisses) und dem "bunten Bild" und bzw. der großenVariabilität bei den Markierungen innerhalb des Gehirnlängsschnittes (oder Kopfes). Bemerkenswert ist auch dass einige Teilnehmer der Gruppe A spontan neben dem Gehirn (Kopf?) auch andere Bereiche des Körpers benannt haben in denen sie Bewusstsein allein oder zusätzlich zum Gehirn (Kopf?) "spüren" würden. Letzteres wurde häufiger angegeben wenn zusätzlich zum Gehirnlängsschnitt ein Ganzkörperumriss angeboten wurde - was auf eine Abhängigkeit der Ergebnisse vom Setting der Untersuchung hinweist. Trotzdem scheint eine mögliche Beziehung zwischen Bewusstsein und Wahrnehmung des eigenen Körpers durch diese Resultate gestützt zu werden. Ob die Teilnehmer tatsächlich etwas wie "Bewusstsein" gefühlt haben bleibt aber offen. Auch bleibt unklar welche Rolle Illusionen, unbewusste Konstruktionen und/oder kulturspezifisches Wissen dabei eine Rolle spielten. Ein erworbenes "Wissen" um den Sitz des Bewusstseins im Gehirn kann bei allen Teilnehmern an der Untersuchung angenommen werden. Nicht auszuschließen ist auch dass die Teilnehmer an dieser Unteruchung irgendeine Antwort (Einzeichnung/Markierung) geben und die leeren Flächen füllen wollten und dafür die "bunten Bilder" ihres Bewusstseins "erfunden" haben. Gegen die letzte An- nahme sprechen allerdings die Reaktionen der Probanden der Gruppe A die trotz eines (möglichen) suggestiven Effekts der Gehirnumrisse spontan auch andere Bereiche des Körpers als Orte ihres gefühlten Bewusstseins angegeben hatten. Jedoch müssen die "bunten Bilder" und die Tatsache das einige Teilnehmer auch mehrere Orte im Gehirn als wahrgenommenes Bewusstsein angegeben haben vorläufig als nur spekulativ interpretierbare Beobachtungen eingeordnet werden. Spekulationen über Beziehungen zu Ergebnissen bildgebender und EEG-Untersuchungen sollen im nächsten Abschnitt beschrieben werden. Die hoch übereinstimmenden Angaben der allgemeinen Wahrnehmung des "Bewusstseins" im Gehirn (Kopf) könnten mit einer "Ortswahrnehmung" des Kopfes (Gehirns) im Zusammenhang stehen, auch deshalb weil diese Wahrnehmung kein "spezifisches Gefühl" erfordert. Dies wäre möglich über Signale unseres Raumlage-Systems und die sogenannten Orientierungszellen. Zu letzteren zählen die Ortzellen zur Markierung von Punkten im

7

Raum durch Informationen aus unterschiedlichen Quellen, die Kopfrichtungszellen, die Gitterzellen (die bestimmte Orte im Raum einem Raster aus dreieckigen Feldern zuordnen) und die Grenzzellen die unüberwindliche Barrieren für Bewegungen anzeigen (Hartley at al. 2014, Bush at al. 2014, Hafting at al. 2005, Stewart at al. 2014, Brandon at al. 2013). Dem widerspricht nicht dass die räumliche Selbstwahrnehmung auch Täuschungen unterliegen und entsprechende Wahrnehmungen experimentell manipuliert werden können. So wird bei dem Experiment zur Gummihand-Illusion das wiederholte Streicheln einer verdeckten Hand des Probanden nach kurzer Zeit an einer realistisch nachgebildeten sichtbaren Gummihand als eigene in der Kunsthand loakalisierte Empfindung wahrgenommen (Botvinick & Cohen 1998). Der Effekt verschwindet, wenn die Teilnehmer ihre verdeckte eigene Hand bewegen. In anderen Experimenten konnten Probanden sich als Doppelgänger in einer virtuellen Realität fühlen. Versuche das "Bewusstseinsempfinden" der Teilnehmer in Gegenstände zu lokalisieren gelangen jedoch nicht (Pontes 2018). Diese Ergebnisse sind mit der Vorstellung einer Wahrnehnmung der eigenen Person im Kopf oder Gehirn und dem eigenen Körper) vereinbar. Auch führen sie zu der Kontrastfrage an welchen Stellen unseres eigenen Körpers und/oder seiner Umgebung wir keine oder verminderte Wahrnehmungshinweise auf unser Bewusstsein finden. Bei der Beantwortung dieser Frage könnte die hier dargestellte Methodik helfen. Weil die Tendenz zur Markierung frontaler und oberer Anteile zur Lokalisierung des wahrgenommenen und/oder "gespürten Bewusstseins" auch mit einem Ort des Seherlebens im Zusammenhang stehen könnte wurden in einer Zusatzuntersuchung weitere Personen nach dem Ort ihres Seherlebens gefragt. Die nur zum ihrem Seherleben Befragten konnten sehr präzise das Auge als Ort ihres Seherlebens angegeben. Koch hatte jedoch Aktivierungen der Retina im Zusammenhang mit Bewusstsein-Erleben ausgeschlossen. Ein projektiver Bezug zu diesem Bereich ist jedoch denkbar. Das das Gehirn der (Haupt-) Sitz unseres Bewusstseins ist scheint die Meinung eines großen Teils von Wissenschaftlern zu sein auch wenn sie schreiben dass es keinen fixierbaren Ort für das Bewusstsein gäbe (siehe auch Blackmore at all. 2018, Roth 1999, Singer 2002, Haynes 2015). Eine hilfreiche Definition von Bewusstsein gibt Czisch 2013. Er versteht Bewusstsein zum einen als die Selbst-Wahrnehmung, also die Fähigkeit, über sich und seine Gedanken zu reflek- tieren und zum anderen den Zustand des Wachseins an sich, währenddessen man seinen Körper und Reize aus der Umgebung wahrnimmt. Dazu bemerkt Koch (2012) jedoch, dass unser Gehirn über eine Instanz verfügt, die bewusste Inhalte teils richtig, teils jedoch auch falsch der eigenen Person zuordnet. Für das bewusste Wahrnehmen des eigenen Körpers sind die Ergebnisse der Gruppe B interessant in der 50% der Probanden auch Körperbereiche außerhalb ihres Gehirns als Orte ihres empfundenen Bewusstseins angaben. Diese Beobachtung ist klinisch relevant für die therapeutischen Effekte von Verfahren wie Progessive Muskelrelaxation, Meditation oder Anleitung zur Selbsthypnose bei denen das bewusste Lenken der inneren Aufmerksamkeit oder der Veränderung der Wahrnehmung des eigenen Körpers zentrale Prinzipien sind - mit "Einengung" oder "Erweiterung" des Bewusstseins (siehe auch Alman & Lambrou 1995 und Abt Muho 2017). Czisch setzt offenbar voraus, dass unser Bewusstsein im Gehirn seinen Platz hat, obwohl er auch auf die Bedeutung von Körperempfindungen hinweist. Nach seinen Aussagen lassen sich das „Ich" und das „Selbst-Bewusstsein" nicht an einer bestimmten Stelle im Gehirn finden. In dem Punkt, dass das Gehirn der Hauptsitz unseres Bewusst- seins ist scheinen die Zeichnungen der Probanden dieser Arbeit zu 96,8% mit den expliziten oder imlpiziten Aussagen der meisten Bewusstseins-Forscher übereinzustimmen. Wieweit die Gehirn als Sitz des Bewusstseins eine gelernte Zuordnung ist - mit oder ohne definierbares neuronales Korrelat - kann aus unseren Ergebnissen noch nicht beurteilt werden. Eine Verfälschung der Ergebnisse des Ein- zeichnens in Gehirnumrisse durch andere allgemeine Richtungs-Markierungs-Tendenzen ist nach unseren Ergebnissen der Zusatzuntersuchung unwahrscheinlich geworden (siehe oben).

6.1. Beziehung zwischen Bewusstseins-Erlebnis und Hirnaktivität:

Nach den unter 6.1. genannten Bewusstseinsforschern besteht Konsens in der Annahme, dass die Grundlage von Bewusstsein eine neurologische Aktivität ist. Dazu wurde von Chalmers 2000 eine Operationalisierung für ein neurolo- gisches Korrelat eines (bewussten) Erlebnisses vorgeschlagen (neural correlate of consciousness NCC): "An NCC is a neural system N such there is a mapping from states of N to states of conscious- ness , where a given state of N is sufficient, under condition C, for the corresponding state of con-sciousness." 2016 hat der Neurophilosoph Fink neben anderen Problemen bei der Anwendung dieses Konzepts kritisiert, dass es kein wirklich entscheidendes

Experiment erlauben würde um konkrete Zusammenhänge zwischen neuronaler Aktivität und bewusster Empfindung zu bestätigen oder zu verwerfen. Sein Vorschlag zur Verbesserung von Chalmers Operationalisierung ist: "NCC2.0: An NCC2.0 of a phenomenal *type* P is a *type* of neural event or process N such there is a mapping , where (i) each neural n_i of N is minimally sufficient for a phenomenal token p_i of P, and (ii) where all and only neural tokens of N instantiate a feature-bundle F, such that F is a (naturally) *necessary* condition for being an NCC of P." Bei dieser Operationalisierung ist die Unterscheidung zwischen Einzelerleb- nissen und Erlebnis-Typen wichtig - so auch für diese Untersuchung weil sie nach dem Ort fragt (oder den Orten) an denen allgemein Bewusstsein empfunden wird (und nicht einzelne Erlebnisinhalte). Die Suche nach Beziehungen zwischen den introspektiv gewonnenen Daten dieser Arbeit und Ergebnissen bildgebender Untersuchungen des Bewusstseins kann nur vorläufig und spekulativ sein. Einmal gibt es keine sicheren Informationen über die individuell tatsächlich erlebten Wahrnehmungen und Gefühle unserer Probanden und zum anderen legt die große Variabilität der gezeichneten "Selbstportraits" der unterschiedlichen "Bewusstseins" zufällige Einflüsse nahe. Etwas anders ist es mit den Ergebnissen der Analyse der Überschneidungen der unterschiedlichen "Bewusstseins-Selbstportraits" die auf eine mögliche gemeinsame Markierungstendenz im Bereich des oberen Vorderhirns hinweisen und so konkretere Spekulationen erlauben - Spekulationen über Orts-Beziehungen zwischen den Zeichnungen und Markierungen der Teilnehmer und Hirnregionen die bei (Selbst-)Bewusstseinsprozessen aktiviert werden. Für die hier vorgestellte Untersuchung sind Prozesse die sich auf die eigene Person und das Selbstbewusstsein beziehen aus folgenden Gründen relevant: Einmal macht es die Suche nach dem Ort des eigenen Bewusstseins in unserer Untersuchung notwendig sich mit der eigenen Person zu beschäf- tigen und zum anderen zeigen die Angaben einiger Teilnehmer die Bedeutung des eigenen "Körper- Selbst" für das Bewusstseinserleben (50% der Gruppe B). Perrine Ruby, Jean Decety und Jessica A. Sommerville haben 2003 und 2004 in mehreren Untersuchungen gezeigt dass beim Nachdenken über die eigene Person andere Hirnbereiche genutzt werden als bei Überlegungen zu den Geühlen und Meinungen anderer Personen, wenn auch parallel Regionen der Selbstbeobachtung für die Fremd- beurteilung mit aktiviert werden (für die Selbstbeobachtung aber nur Bereiche im oberen Vorderhirn - siehe die Abbildung 10 nach einer Übersichtsarbeit von Decety & Sommerville (2003).

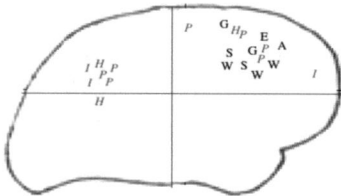

Abb. 10 neurale Aktivität bei Selbstbezug und Bezug auf andere Personen verändert nach Decety & Sommerville 2003

Beschäftigung mit der eigenen Person (schwarze Buchstaben)
A = gefühlter Akteur der eigenen Handlungen, G = autobiografisches Gedächtnis, S = Selbstreflexion, E = Eigenschaften werden der eigenen Person zugeschrieben, W = Wahrnehmung der eigenen Person (unter anderem eigene Stimme und eigenes Gesicht erkennen)
Beschäftigung mit einer anderen Person (Buchstaben in kursiv und grau)
H = Handlungszuschreibung zu anderer Person, *P* = Übernahme der Perspektive einer anderen Person, *I* = Vorstellung der Intention einer anderen Person

Lieberman hatte 2013 berichtet dass bei sozialen Problemlösungsprozessen anders als bei nichtsozia- len Problemen trotz ähnlicher logischer Struktur vor allem obere Bereiche des Vorderhirns aktiviert werden. Die Ergebnisse der vorliegenden Arbeit können jedoch nur - wenn überhaupt - mit blitz- lichtartigen Ausschnitten von Hirnprozessen in Verbindung gebracht werden. Die Vielfalt der Mar- kierungen im Gehirnlängsschnitt durch unsere Teilnehmer - ebenso wie einzelne Mehrfachmarkierungen im Gehirnumriss - lassen auch an Zusammenhänge mit Aktivierungen bewusstseinsrelevan ter Prozesse an unterschiedlichen Orten im Gehirn denken. Dazu steht scheinbar im Widerspruch, dass die Summe der Markierungen unserer Teilnehmer auf eine "Bewusstseins-Schwerpunkt-Region" im oberen Frontalbereich hinweist (siehe auch letzter Abschnitt). Für die Vielzahl der möglichen Prozesse die Bewusstsein ermöglichen oder begleiten sprechen eine Vielzahl von Ergebnissen und Über- legungen zu entsprechender neuraler Aktivität. Singer hatte 2002 die Hirnrinde als Ort der Bewusst- seins-Prozesse angesehen. Für die Schwierigkeiten bei der Verortung von Bewusstsein sprechen die Untersuchungen von Crick und Koch (2005). Sie hatten überzeugend begründet, dass der Ort des Bewusstseins das Claustrum sein könnte, eine Struktur unter der inneren Oberfläche des Cortex im Bereich der Insel. Koch hat seine Hypothese später wieder in Frage gestellt und fasst 2013 die Ergebnisse der Hirnforschung zusammen: Keine einzelne corticale Aktivität reicht aus für bewusste Wahrnehmung und keine primäre sensorische Area zeigt neuronale Korrelate des Bewusstseins. Nach Koch sind eine Beteiligung des Kleinhirns, der Retina und ders primären visuellen Cortex an Bewusst- seinsprozessen ausgeschlossen. Jedoch würden "höhere" corticale Regionen eine mehr privilegierte Position in Bezug zum Bewusstsein zeigen (higher cortical regions have a more privileged position with regard to consciousness). Später hatten Koubeissi at al. 2014 bei der Untersuchung einer Patientin mit Epilepsie zeigen können, dass sich durch hochfrequente elektrische Reizungen des Clausstrums das Bewusstsein dieser Patientin "ausschalten" und durch Abschalten der Stimulation wieder „einschalten" ließ. Während der Stromimpulse verlangsamte sich die Atmung der Patientin, sie starrte ins Leere, verstummte und reagierte weder auf Töne noch auf Lichtreize. Sobald man die Stimulation unterbrach, kehrte das Bewusstsein der Patientin zuruck. Sie wusste allerdings nichts von ihrem Bewusstseinsverlust. Wie allgemeingültig das Resultat dieser Einzelfallstudie ist, bleibt noch unklar. Der Probandin waren zur Eindämmung der Epilepsie zuvor Teile des Hippocampus entfernt worden. Nach Auffassung der Zwei-Prozess-Theorie ZPT (Hartmann & Rohmann 1984, Hartmann 1992, 2016, 2021) gehört zum Hippocampus ein Funktionsbereich der aktuelle Information auf ihren Bekanntheitstgrad prüft und entsprechende Steuersignale aussendet. Diese "Neuheitssignale" sind laut ZPT an der Generierung von Bedeutung (und Bewusstsein?) beteiligt. Nach Bischoff (2021) werden zur Zeit in Zusammenarbeit mehrer Institute vergleichende Untersuchungen zu den beiden führenden Bewusstseinstheorien durchgeführt, der Infomation Integration Theory IIT nach Tononi (2004) und der Global Space Theorie GST nach Baars (1997). Nach der IIT wurden die Aktivierung hinterer Großhirnbereiche für Bewusstsein fordernde Aufgaben vorausgesagt und von der GST verstärkte Aktivität vorderer Großhirnbereiche. Die Ergebnisse zeigten eine verstärkte Aktivierung vorderer Hirnbereiche.

6.4. Weiterführende Überlegungen:

In hier dargestellten Untersuchung war nach einer Visuali- sierung einer Empfindung oder Wahrnehmung gefragt worden ("spüren"). Es wurde versucht ein individuelles Erlebnis zeichnerisch zu markieren und abzugrenzenzu lassen. Zur Beantwortung der Frage was wirklich wahrgenommen wurde wären zusätzliche Befragungen der Teilnehmer not- wendig. Ein Zusammenhang mit neuronalen Aktivitätsmustern könnte über eine parallelisierte Zweikanal Video-Beobachtung des Verhaltens und des EEGs der teilnehmenden Personen untersucht werden in mehreren Schritten: vor der Befragung, dann während ihres Erlebnisberichtes, anschließend während des Zeichnens in einen Ganzkörperumriss und abschließend bei einer Kopfrechenaufgabe ("Wieviel ist 17x24?"). Weitere ergänzende Aufgaben wären sinnvoll wie Spüren mit geschlossenen Augen, Vorstellen einer emotionalen Situation und Vorstellen eines bestimmten Gegenstandes. Zur Frage der Objektivierung introspektiver Erfahrungen könnte auch die Arbeit von Nummenmaa at. al (2013) beitragen. In ähnlicher Weise wie in unserer Untersuchung wurden den Teilnehmern Umrisse eines menschlichen Körpers gegeben mit der Bitte Akitivitäts-Änderungen in ihren Körperregionen mit bunten Farben auf Vorlagen zu markieren während ihnen Bilder und Videos mit emotionalen Inhalten gezeigt werden (Bilder mit unterschiedlichen Gesichtsausdrücken, Geschichten und Videos). Die Teilnehmer waren aufgefordert zum jeweilig empfundenen Gefühl gespürte Akivitätsänderungen in ihrem Körper in die Vorlagen einzufügen (Aktivitätszunahmen, neutrales Gefühl oder Aktivitäts-abnahmen). Es zeigte sich eine interessante Übereinstimmung der Muster von Teilnehmern aus Nordeuropa und denen aus Japan (Beispiel in Grautöne übersetzt in Abb. 11).

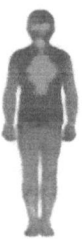

Abb. 11: Beispiel Darstellung von "Trauer" als Verteilung von neutralem Empfinden (äußere dunkle Bereiche von Kopf und Brust), der Abnahme von empfundener „Aktivität" (mittelgraue Bereiche von Beinen und Armen), und einer Zunahme von "Aktivität" (helle Bereiche um Augen-, Mund- und mittleren Brustbereich), verändert nach Nummenmaa at. al 2013.

Die neuronale Basis von "Bewusstsein" könnte eine einheitliche "Grob-Struktur" bilden innerhalb derer verschiedene Aktivitätsbetonungen möglich sind. Auch müssen wir nach Erfahrungen mit dem Trainieren neuronaler Netze davon ausgehen, dass in Abhängigkeit schon gespeicherter Muster (fast) identische Leistungen durch unterschiedliche neuronale Verknüpfungsmuster realisiert werden können (siehe auch Rashid 2017). Die nachfolgende Abbildung einer fiktiven Struktur (räumlich und/oder zeitlich und/oder funktional) soll die Vorstellung eines Grundmusters anschaulich machen das unterschiedliche Betonungen (zulässt siehe Abb. 8). Ein Zusammenhang mit dem "Widerspruch" zwischen den "bunten Bildern" und der Bevorzugung vorderer und oberer Gehirnbereiche in unserer Arbeit wäre vorstellbar - falls wirklich Aktivität des Bewusstseins erlebt wurde -, zum Beispiel als unterschiedliche Muster lokaler Durchblutungs-Intensität mit Schwerpunktsbereichen.

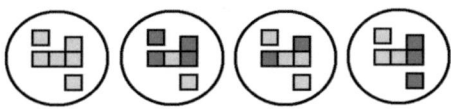

Abb. 12: unterschiedlich starke Aktivierungen einer fiktiven, gemeinsamen Grundstruktur

Weitere experimentell organisierte introspektive Untersuchungen (einschließlich Rollenspiele) könnten auch Annäherungen an eine Antwort auf die von Nagel 1974 gestellte Frage bringen: wie ist es eine Fledermaus zu sein. So könnte ein Experimentierender unter anderem versuchen in einem dunklen Raum kleine schnell fliegende Teile zu fangen, die er über spezielle, elektronische Sensoren an seiner Haut orten kann. Als eine Hinweis auf die Effektivität "introspektiven Forschens" kann die Arbeit von Skulmowski und seinen Mitarbeitern (2015) gesehen werden. Sie untersuchten die Frage nach den Konzepten von intentionalen und unintentionalen Handlungen. Dazu baten sie Probanden um spontane Beispiel-Szenen für solche Handlungen. Die Analyse dieser Szenarien wies auf eher positive Bewertungen für intentionale Handlungen hin und zeigte ein breiteres Spektrum von Aspekten (Intentionen, Wünsche, Überzeugungen) als frühere Untersuchungen bei denen mit "von außen" vorgegebenen Szenen gearbeitet wurde.

Literatur:

Abt Muho (2017)
In: Mathias Eckoldt
Kann sich das Bewusstsein bewusst sein?
Heidelberg: Carl-Auer, 119-133.

Alman B M, Lambrou P T (1995)
Selbsthypnose - Ein Handbuch zur Selbsttherapie
Heidelberg: Carl-Auer.
Blackmore S, Troscianko E T (2018)
Consciousness
an Introduction
London: Routledge.

Botvinick M & Cohen J (1998)
Rubber hands 'feel' touch that eyes see.
Nature, 391(6669), 756.

Brandon M P, Koenig J, Leutgeb S (2013)
Parallel and convergent processing in grid cell, head-direction cell, boundary cell, and place cell
networks. WIREs Cognitive Science 5 (2): 207–219.
doi:10.1002/wcs.1272

Bush D, Barry C, Burgess N (2014)
What do grid cells contribute to place cell firing?
Trends in Neuroscience 37 (3): 136–145
doi:10.1016/j.tins.2013.12.003

Chalmers D J (2000)
What is a neuronal correlate of conciousness?
in Neural Correlates of Conciousness: Empirical and Conceptual Questions
(Ed. Metzinger T)
Cambridge, MA: MIT Press, 17-39.

Czisch M (2013)
Symposium turmdersinne Bewusstsein–Selbst–Ich
Die Hirnforschung und das Subjektive
Antwort auf die Frage eines Teilnehmers nach dem Sitz des Bewusstseins
Fürth, 4. bis 6. Oktober.

Decety J and Sommerville J A (2003)
Shared representations between self and other: a social cognitive neuroscience view
Trends in Cognitive Sciences, 7, 12, 527-533.
doi:10.1016/j.tics.2003.10.004

Fink S B (2016)
A Deeper Look at the Neural Correlate of Conciousness
frontiers in Psychology, July 2016, Volume 7, Article 1044.
Doi: 10.3389/psyg.2016.01044

Fink S B (2020)
persönliche Mitteilung

Gazzaniga M S (1998)
Rechtes und linkes Gehirn: Split-Brain und Bewusstsein
Spektrum der Wissenschaft, 12, 84.

Hafting T, Fyhn M, Molden S, Moser M-B , Moser E I (2005)
Microstructure of a spatial map in the entorhinal cortex.
Nature 436: 801–806.
doi:10.1038/nature03721

Hartley T, Lever C, Burgess N, O'Keefe J (2014)
Space in the brain: how the hippocampal formation supports spatial cognition.
Philosophical Transactions of the Royal Society B 369: 20120510
doi:10.1098/rstb.2012.0510

Hartmann H, Rohmann U (1984)
Eine Zwei-System-Theorie der Informationsverarbeitung und ihre Bedeutung für das autistische
Syndrom und andere Psychosen
Prax.Kinderpsychol.Kinderpsychiat. 33, 272-281

Hartmann H, Rohmann U (1984)
Die Zwei-System-Theorie,ein neues Modell normaler und psychotischer
Informationsverarbeitungsprozesse
in Rothschuh, K. E., Toellner,R., Sadegh-Zadeh, K. (Hrsg.) Konzepte der Krankheitsentstehung
Münstersche Beiträge zur Geschichte und Theorie der Medizin
Lit-Verlag, Münster

Hartmann H. (1992)
Does the "Novelty-Familiarity-Relation" of information control the information exchange between the
parts and processes of the brain and between persons?
in LIVING WITH AUTISM
The College of St.Hild & St. Bede, University of Durham,129-132

Hartmann H (1992)
Self-organisation of cognitive processes and psychosis
Development and test of theoretical model
Acta Paedopsychiatrica, 55, 163-168

Hartmann H (2016)
Basiert die ASS auf einem veränderten kognitiven Steuerungs-Automatismus?
Poster auf der WTAS Freiburg 10.3.2016.

Hartmann H (2021)
Bilden Kinder und Jugendliche mit ASS andere Ähnlichkeits-Beziehungen als normotypische Kinder
und Jugendliche? Gibt es Hinweise auf Veränderungen eines zentralen Reglers kognitiver Prozesse bei
ASS?
Poster auf der 2. Digitalen Wissenschaftlichen Tagung Autismus-Spektrum WTAS online 10.03. bis
11.03.2021.

Haynes J-D (2015)Wo im Gehirn ist das Bewusstsein lokalisiert?
fileadmin/user_upload/processed_/d/e/csm_WieSo_Gehirn_Bewusstsein_f57fe225c8.jpg.

Koch Ch (2012)

im Interview mit Arvid Leyh am 21.5.2012 (Wiederholung von 2010)
"Was ist Bewusstsein? Im Gespräch mit Christof Koch"
Braincast

Koch Ch (2013)
Symposium turmdersinne Bewusstsein–Selbst–Ich
Die Hirnforschung und das Subjektive
Das Leib-Seele Problem im 21. Jahrhundert - Die Biologischen Grundlagen des Bewusstseins
Fürth, 4. bis 6. Oktober.

Koubeissi Z M, Bartolomei F, Abdelrahman Beltagy A, Picard F (2014)
Electrical stimulation of a small brain area reversibly disrupts consciousness
Epilepsy & Behavior 37, 5. 32-35.
Lieberman M D (2013)
Social
Why our brains are wired to connect
Oxford: University Press, 112-123.
Nagel T (1974)
What Is It Like to Be a Bat?
in: The Philosophical Review, 83, 4, 435–450.

Nummenmaa L, Glerean E, Hari R and Hietanen J K (2013)
Bodily maps of emotions
PNAS, Early Edition,1-6
www.pnas.org/cgi/doi/10.1073/pnas.1321664111

Pontes U (2018)
Wenn die Grenzen des Körpers verschwimmen
dasGehirn.info
wissenschaftliche Begleitung: Dr. Christian Pfeiffer, Prof. Dr. Martin Lotze

Rashid T (2017)
Neuronale Netze selbst programmieren
O'Reilly Media, Inc.

Roth G (1999)
Entstehen und Funktion von Bewußtsein
Deutsches Ärzteblatt 96, Heft 30, 29-30.

Ruby P and Decety J (2003)
What you believe versus what you think they believe: a
neuroimaging study of conceptual perspective-taking
European Journal of Neuroscience, 17, 2475-2480.
doi:10.1046/j.1460-9568.2003.02673.x

Ruby P and Decety J (2004)
HowWould You Feel versus How Do You Think She Would Feel?
A Neuroimaging Study of Perspective-Taking with Social Emotions
Journal of Cognitive Neuroscience 16, 6, 988-999.

Singer W (2002)
Der Beobachter im Gehirn
Frankfurt: Suhrkamp, 60-76.

Skulmowski A, Bunge A, Cohen B R, Kreilkamp B A K and Troxler N (2015)

Investigating conceptions of intentional action by analysing participant generated scenarios
Frontiers in Psychology, 6, Article 1630, 1-16
doi: 10.3389/fpsyg.2015.01630

Stewart S, Jeewajee A, Wills T J, Burgess N, Lever C (2014):
Boundary coding in the rat subiculum.
Philosophical Transactions of the Royal Society B 369: 20120514.
doi:10.1098/rstb.2012.0514

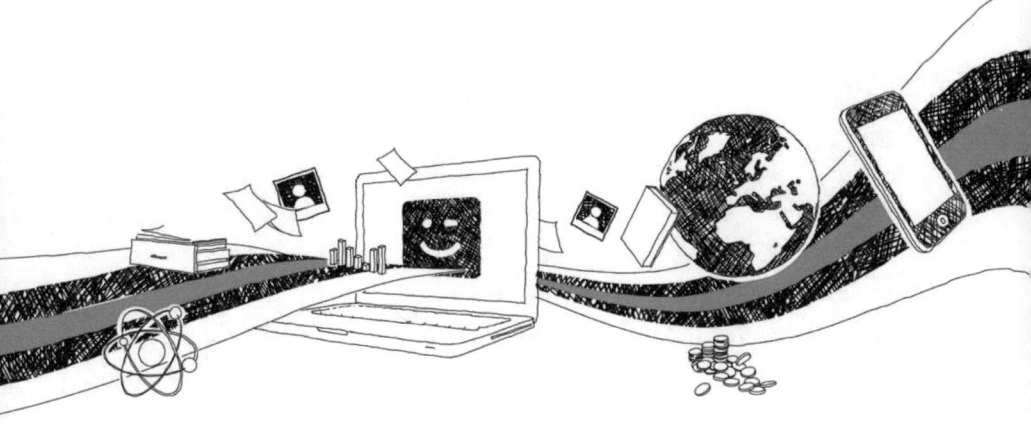
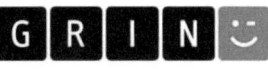